NOTES

SUR LES

ANESTHÉSIQUES

CHLOROFORME — ÉTHER
BROMURE D'ÉTHYLE

PAR

ADRIAN

PHARMACIEN

DIRECTEUR DE LA SOCIÉTÉ FRANÇAISE DE PRODUITS PHARMACEUTIQUES

MEMBRE DE DIVERSES SOCIÉTÉS SAVANTES

PARIS

SOCIÉTÉ FRANÇAISE DE PRODUITS PHARMACEUTIQUES

9 ET 11, RUE DE LA PERLE

1894

NOTES

SUR LES

ANESTHÉSIQUES

CHLOROFORME — ETHER
BROMURE D'ÉTHYLE

PAR

ADRIAN

PHARMACIEN

DIRECTEUR DE LA SOCIÉTÉ FRANÇAISE DE PRODUITS PHARMACEUTIQUES

MEMBRE DE DIVERSES SOCIÉTÉS SAVANTES

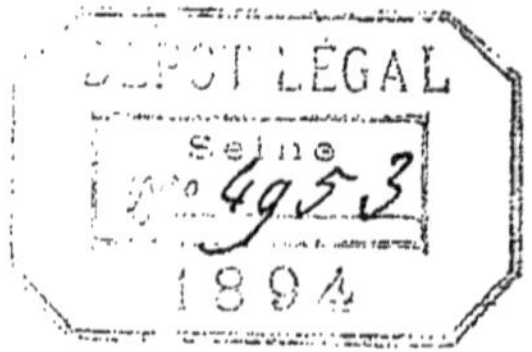

PARIS

SOCIÉTÉ FRANÇAISE DE PRODUITS PHARMACEUTIQUES

9 ET 11, RUE DE LA PERLE

1894

Paris, le 1er novembre 1894.

MONSIEUR LE DOCTEUR,

Toutes les académies ou sociétés médicales de France, d'Allemagne et d'Angleterre ont discuté, dans le cours de ces deux dernières années, la valeur comparée des divers médicaments proposés pour l'anesthésie chirurgicale.

Je me permets donc, en raison de l'opportunité de cette question, de rappeler à votre attention les notes que j'ai publiées sur la pharmacologie du CHLOROFORME, de l'ÉTHER SULFURIQUE et du BROMURE D'ÉTHYLE, les trois substances les plus communément employées pour obtenir l'anesthésie.

Vous trouverez, résumés dans ces notes, les résultats obtenus au cours des longues recherches auxquelles j'ai dû me livrer pour arriver à obtenir des produits véritablement purs et offrant toutes les garanties nécessaires à la pratique d'une opération aussi délicate que l'anesthésie.

Veuillez agréer, Monsieur le Docteur, l'assurance de mes meilleurs sentiments.

ADRIAN.

DU CHLOROFORME

DESTINÉ A L'ANESTHÉSIE

Il y a trente ans déjà, alors que nous fabriquions ou purifiions le chloroforme pour notre officine personnelle et pour quelques-uns de nos confrères, nous avions appelé l'attention du corps médical sur les impuretés que peut contenir le chloroforme anesthésique et sur la facilité avec laquelle ce corps, obtenu à l'état de pureté parfaite, peut à la longue se transformer, en partie du moins, en d'autres composés à action nocive.

Dans un article publié en 1864, au *Bulletin général de Thérapeutique* (t. LXVII, p. 357), nous donnions le moyen d'obtenir un produit pur qui, récent, pouvait être employé en toute sûreté par le chirurgien ; nous indiquions aussi les réactions qui permettaient de reconnaître les impuretés.

C'est cet article que nous voulons résumer ici en l'accompagnant des observations plus complètes que la science a faites depuis cette époque.

Le chloroforme fut découvert simultanément, en 1831, par Soubeyran en France, et par Liebig en Allemagne.

Ses propriétés anesthésiques furent reconnues par Flourens en 1846, et utilisées en 1847 par le docteur Simpson, d'Édimbourg, qui, le premier, substitua le chloroforme à l'éther, employé l'année précédente comme anesthésique dans une opération chirurgicale par le docteur Waren, de Boston.

Un an après, en 1848, Lesueur signalait déjà des variations dans les effets obtenus. Et depuis cette époque, les chirurgiens n'ont cessé de formuler les mêmes plaintes, heureux encore quand des accidents plus ou moins graves ne venaient pas les décourager à jamais d'employer ce corps cependant si merveilleusement utile.

Depuis longtemps, le chloroforme ne se fabrique plus dans l'officine du pharmacien. Le rôle de celui-ci consiste, aujourd'hui, à s'assurer de la pureté suffisante du produit ordinaire qui lui est fourni par la grande industrie chimique, si le corps est destiné à l'usage externe ; à le rectifier, pour l'avoir à l'état de pureté absolue, s'il doit servir à l'anesthésie ; enfin, à contrôler son bon état de conservation.

Le chloroforme obtenu par l'action de l'hypochlorite de chaux sur l'alcool peut contenir du chlore, de l'acide chlorhydrique, de l'acide hypochloreux. Il est facile de reconnaître leur présence en agitant le produit avec de l'eau et en constatant si celle-ci rougit ou blanchit le papier de tournesol, si elle se trouble par l'addition d'une solution de nitrate d'argent au centième.

De sa fabrication, le chloroforme peut encore retenir du gaz chloroxycarbonique, ou du chloral capable d'en fournir peu à peu. C'est à ce corps seul que Personne attribuait, par erreur, la formation des produits chlorés.

La bilirubine est un réactif très sensible du gaz chloroxycarbonique ; colorant légèrement en jaune orange le chloroforme pur, elle colore en vert le produit qui contient des traces de ce gaz.

L'aldéhyde, l'acide formique, pourront être décelés par la réduction du nitrate d'argent. Le chloroforme contenant de l'aldéhyde additionné d'une petite quantité de solution de potasse se colore en brun par la chaleur.

— L'éther chlorhydrique est décelé en distillant au bain-marie un mélange d'eau et de chloroforme suspect. Les premiers produits de la distillation entraînent l'éther chlorhydrique, reconnaissable à son odeur. — L'éther sulfurique, qui ne peut être qu'un produit frauduleux, diminue sensiblement la densité normale de 1.50. Une faible quantité d'iode donne au chloroforme une couleur violette s'il est exempt d'éther, une couleur vineuse s'il en contient.

Les huiles hydrocarbonées sont reconnues à la coloration plus ou moins brune que prend l'acide sulfurique concentré agité avec le produit suspect, et à l'odeur irritante que laisse celui-ci après évaporation sur un papier buvard.

Enfin les composés valériques ou amyliques, dont l'action peut être si nuisible, resteront dans le résidu de la distillation arrêtée à 65 degrés.

L'eau sera retenue par l'addition de chlorure de calcium.

La majeure partie de ces corps a disparu des produits, même ordinaires, livrés par le commerce. Pour éviter la formation d'un certain nombre d'entre eux, Michaelis et Mayer ont, en 1886, donné un procédé d'obtention par l'action des hypochlorites sur l'acétone.

En 1889, Sadtler, se servant des procédés de Rumpf pour obtenir de l'acétone à bon marché et à un degré de pureté suffisant, arrivait à obtenir du chloroforme exempt des composés chlorés, et qu'il suffisait de rectifier à l'acide sulfurique pour avoir un produit pur. — En faisant passer un courant électrique à travers une solution chauffée de sel marin dans laquelle on verse de l'acétone d'une manière continue, on obtient économiquement des vapeurs de chloroforme et d'eau qui vont se condenser dans un récipient ; ce chloroforme est ainsi exempt de composés chlorés.

Par l'action de la soude sur le chloral, on obtient un produit pur ; mais celui-ci, dit *chloroforme anglais,* ne diffère en rien de celui qu'on peut obtenir en soumettant le produit du commerce à la rectification imposée par la pharmacopée officielle et que nous croyons inutile de rappeler ici.

M. Pictet avait indiqué, en 1892, un procédé pour obtenir sans réaction chimique un produit complètement exempt d'impuretés. Il refroidissait du chloroforme du commerce, par les moyens qui lui sont propres, à — 70 degrés, et séparait ainsi, par solidification, un certain nombre de produits; puis il refroidissait à — 100 degrés, et regardait comme pur le produit solidifié, les autres impuretés restant liquides à cette température. Il affirmait même que son produit pouvait se conserver indéfiniment.

Mais les expériences de Kinzel ont prouvé que, débarrassé de l'alcool dont on l'additionnait et de l'eau qu'il contenait, ce produit se comportait comme les chloroformes purifiés par les autres procédés et se décomposait à la longue, s'il ne contenait pas d'alcool. Un autre corps étranger, dont nous avons avec intention négligé de parler plus haut, est, en effet, l'alcool, soit qu'il provienne de la fabrication, soit qu'il ait été ajouté.

Plus nombreux cependant que pour les autres impuretés ont été les travaux faits par les chimistes pour l'y découvrir.

Soubeyran, Mialhe, Braun, Roussin, Letheby, Regnauld, Cattel, Blanquinque, Hardy, Blachez, Oudemans et bien d'autres ont donné des réactifs plus ou moins sensibles.

Le Codex indique comme les meilleurs : 1° l'acide chromique (Cattel), qui se transforme en oxyde vert de chrome en présence de l'alcool; 2° le binitrosulfure de fer récent (Roussin), qui est insoluble dans le chloroforme pur et donne une teinte brune plus ou moins foncée, si l'on se trouve en présence de traces (1/1000) d'un alcool, éther ou aldéhyde ; 3° la fuchsine (Regnauld) ne se dissout pas dans le produit pur, mais colore le chloroforme contenant des traces d'alcool.

Il est certain qu'une proportion un peu considérable d'alcool dans le chloroforme en diminuerait la puissance anesthésique et pourrait agir sur l'économie d'une façon nuisible, par ses vapeurs ; dans ce cas, l'adultération est facile à reconnaître, puisque la densité et le point d'ébullition sont notablement changés. Mais M. Regnauld, étudiant en 1884 l'action de l'air et de la lumière sur le chloroforme, prouvait qu'une petite proportion (5/1000) d'alcool, loin d'être un danger, était, au contraire, le seul moyen d'empêcher la décomposition du produit obtenu pur.

Depuis, Carl Schacht et Bellz ont confirmé les expériences du savant maître français et reconnu que la durée de conservation du chloroforme est fonction de la proportion d'alcool qui s'y trouve; celui-ci s'emparant, au fur et à mesure de leur formation, du chlore et de l'acide chlorhydrique, résultat inévitable de l'action de l'air et de la lumière sur le chloroforme.

Tous les chloroformes anesthésiques sont donc identiques, quel que soit leur mode de fabrication ou de purification. Tous doivent être additionnés d'une petite quantité d'alcool (1/200) pour pouvoir se conserver un temps raisonnable, et cela contrairement à la volonté du Codex français actuel. D'ailleurs, les nouvelles pharmacopées étrangères ont admis comme nécessaire cette addition qui n'abaisse pas sensiblement la densité du produit (1,494 au lieu de 1,50), et le prochain supplément au Codex devra, nous n'en doutons pas, accepter aussi, sinon imposer cette addition d'alcool.

En résumé, le chloroforme anesthésique doit répondre aux conditions suivantes :

Odeur suave. Évaporé sur papier buvard, il doit laisser jusqu'à la fin une odeur franche, et après sa volatilisation complète, le papier doit être sec et inodore. Sa densité, à 15 degrés, est 1,50 ; il bout à 61 degrés à la pression normale.

Il est neutre au papier de tournesol.

Il reste limpide par un refroidissement très grand.

Agité avec de l'eau, il doit rester limpide; celle-ci doit être neutre et ne pas précipiter par une solution faible de nitrate d'argent.

Le chloroforme seul ne doit pas précipiter par la solution faible de nitrate d'argent ; il ne doit pas la réduire à chaud.

Agité avec volume égal d'acide sulfurique officinal, il ne doit pas le colorer, quel que soit le temps de la réaction. Il ne doit pas se colorer à chaud sous l'influence d'une solution de potasse caustique.

NOTE SUR LES IMPURETÉS

POUVANT SE RENCONTRER

DANS L'ÉTHER SULFURIQUE OFFICINAL

Notre intention n'est pas de revenir ici sur le travail important que nous avons eu l'honneur de publier en 1864 et 1865, dans le *Journal de Pharmacie*, en collaboration avec notre honoré maître, M. Regnauld.

Par notre méthode *éthérométrique*, et à l'aide des tableaux que nous avons donnés, il est facile de déterminer d'une façon exacte les proportions d'éther pur, d'alcool et d'eau constituant un éther du commerce.

Mais, en présence de certains accidents signalés à la suite d'emploi d'éthers supposés purs parce qu'ils remplissaient toutes les conditions exigées par le Codex, nous nous sommes demandé si ces accidents ne devaient pas être attribués à des impuretés que n'arrivaient pas à éliminer les moyens de purification du formulaire officiel.

Nous nous rappelions que l'éthérification donne naissance à de l'aldéhyde et à de l'acide acétique, mais encore que, sur un éther rectifié et contenant de faibles traces d'eau, l'action seule de l'air, et à froid, peut amener la formation de ces deux corps.

Les rectifications indiquées débarrassent bien l'éther du produit acide, mais n'arrivent que très imparfaitement à éliminer l'aldéhyde acétique qui, distillant à

21 degrés, accompagne l'éther hydrique dans sa distillation.

Bœrrigter, qui avait signalé la présence de ce corps dans l'éther, conseillait, pour l'y reconnaître, d'agiter l'éther avec un fragment de potasse, qui se colore en noir par la présence de l'aldéhyde. Ce procédé, assurément bon pour déceler des quantités notables, est absolument insuffisant pour révéler la présence de simples traces. Or, l'aldéhyde, sans être dangereux à dose aussi minime, n'en constitue pas moins une impureté dont il est important de se débarrasser.

En faisant arriver un courant de gaz ammoniac sec dans des éthers entièrement neutres, supposés purs, et refroidis par un courant d'eau froide, nous avons vu se former, sur les parois des vases les contenant, des quantités plus ou moins grandes, mais toujours sensibles, de cristaux que nous avons reconnus être de l'aldéhydate d'ammoniaque, corps absolument insoluble dans l'éther anhydre.

Ce procédé de constatation, qui nous avait permis de déceler la présence de proportions d'aldéhyde variant de 0,5 à 3 pour 100, devenait aussi un procédé de purification.

En effet, après avoir traité, comme il vient d'être dit, par le gaz ammoniac, l'éther officinal, et avoir séparé par filtration les cristaux d'aldéhydate formé, on peut éliminer l'excès de gaz dissous par de l'acide sulfurique pur qui forme du sulfate d'ammoniaque insoluble dans l'éther ; le liquide acide filtré est mis à digérer sur du carbonate de potasse et soumis à la distillation sur ce corps.

L'éther ainsi obtenu est absolument pur.

A la fin de cette note, nous croyons utile de rappeler à nos confrères les impuretés à rechercher dans l'éther anesthésique.

A. *Huile douce de vin.* — L'éther en contenant, agité avec de l'eau, donnerait une liqueur trouble et huileuse.

B. *Acide sulfurique.* — On sature par un carbonate alcalin, on évapore, et, dans le résidu, on constate la présence du sulfate.

C. *Acide acétique.* — On opère comme pour l'acide sulfurique. Dans ces deux cas, l'éther rougit le tournesol.

D. *Alcool.* — L'éther qui en contient se colore par addition d'un cristal de fuchsine. Si, à cet éther, on ajoute une solution alcaline et un peu d'iode, et si l'on chauffe au bain-marie, on obtient ensuite par refroidissement des cristaux jaunes d'iodoforme.

E. *Aldéhyde acétique.* — En faisant passer un courant de gaz ammoniac sec dans l'éther qui en contient, préalablement neutralisé par agitation avec du carbonate de potasse, puis refroidi, il se forme sur les parois des cristaux d'aldéhydate d'ammoniaque.

F. *Eau.* — Le sulfate de cuivre anhydre et blanc, agité avec de l'éther contenant des traces d'eau, reprend sa coloration bleue.

En résumé, un éther pur doit avoir une odeur vive et suave, une saveur fraîche et aromatique, posséder une densité de 0,720 à + 15 degrés, bouillir à 34°,5. Il doit répondre négativement aux essais ci-dessus. Il peut alors être employé sans crainte par le médecin comme produit anesthésique.

ÉTHER BROMHYDRIQUE

OU BROMURE D'ÉTHYLE

Équiv. : C^4H^5Br. — Form. atom. : C^2H^5Br.

Ce corps, découvert par Sérullas en 1829, prend naissance par l'action du brome, de l'acide bromhydrique et du bromure de phosphore sur l'alcool.

Naquet l'obtint par l'action des vapeurs de brome sur l'éthylate de soude, et Berthelot en chauffant l'éthylène avec l'acide bromhydrique.

Pendant longtemps, il fut préparé en faisant tomber goutte à goutte le brome dans un ballon contenant 1 partie de phosphore ordinaire et 4 parties d'alcool absolu.

Personne modifia plus tard ce mode opératoire en subtituant le phosphore rouge au phosphore ordinaire.

Le produit ainsi obtenu avait une odeur alliacée désagréable due en partie au phosphore employé; sa densité était de 1,40 et il bouillait à 40°,7.

M. de Vrij arriva à se passer de phosphore et obtint le bromure d'éthyle en distillant 12 parties de bromure de potassium avec 10 parties d'acide sulfurique officinal et 5 parties d'alcool à 95 degrés, préalablement mélangés.

Le Codex de 1884 adopta ce mode de préparation en changeant un peu les proportions.

Il fait mélanger avec précaution, dans un ballon refroidi dans un courant d'eau, 12 parties d'acide sulfurique officinal avec 7 parties d'alcool ; puis, dans ce mélange froid et constamment maintenu tel, il fait ajouter par petites quantités 12 parties de bromure de potassium pulvérisé. On adapte au col du ballon un réfrigérant de Liebig, communiquant avec un flacon qui contient un peu d'eau destinée à surnager l'éther distillé et à empêcher son évaporation. On laisse la réaction s'opérer environ vingt-quatre heures, puis on distille au bain de sable à 125 degrés, tant qu'il passe, à la distillation, du liquide tombant au fond de l'eau. Le liquide acide recueilli est agité avec une solution de potasse 5 pour 100, décanté et agité à nouveau avec trois quatre fois son volume d'eau distillée; après repos e séparation dans un entonnoir à robinet, l'éther est reçu dans un flacon contenant du chlorure de calcium fondu. Après vingt-quatre heures de contact, il est décanté dans une cornue tubulée, additionné de 10 pour 100 d'huile d'amandes douces, et distillé au bain-marie à la température de 39 degrés, puis conservé à l'abri de la lumière.

Le Codex regarde comme pur le produit ainsi obtenu et lui assigne les caractères suivants : liquide incolore très réfringent, d'odeur alliacée, neutre aux réactifs colorés, de densité 1,473, bouillant à 98°,5, insoluble dans l'eau, soluble en toutes proportions dans l'alcool et dans l'éther.

La consommation de plus en plus grande de cet éther comme anesthésique, et surtout la non-constance des résultats obtenus, nous ont amené à nous demander si la purification indiquée par le formulaire officiel était véritablement parfaite. Nous avons reconnu qu'elle était notoirement insuffisante. Dans les produits fabriqués à notre usine de Courbevoie suivant le Codex, comme dans cinq autres échantillons de bromure d'éthyle, dits *purs,* fournis par différentes maisons, nous avons, à l'analyse, constaté la présence de certaines quantités d'éther sulfurique pouvant atteindre jusqu'à 15 pour 100 du poids du produit essayé. On s'explique d'ailleurs facilement sa formation par l'action de l'acide sulfurique sur l'alcool et sa non-séparation à la distillation par la proximité des points d'ébullition des deux éthers.

La constatation de la présence de l'éther dans le bromure d'éthyle se fait en mettant dans un tube à essai quelques centimètres cubes du produit, et en amenant la température du liquide à 20 degrés. On laisse dans le tube le thermomètre qui a servi à constater cette température, on y fait tomber quelques gouttes d'acide sulfurique, on agite et l'on voit la température monter proportionnellement à la quantité d'éther contenu dans le bromure ; si la proportion est de 15 pour 100, la température monte jusqu'à 34 degrés environ et il se produit une vive ébullition. Il se forme dès l'abord une combinaison d'éther et d'acide sulfurique, insoluble dans le bromure, et qui vient surnager à la surface de celui-ci.

La purification du bromure d'éthyle, complémentaire à celle du Codex, que nous croyons devoir indiquer, repose sur la réaction ci-dessus.

Le bromure, bien refroidi, venant d'être traité par le chlorure de calcium, est agité avec une petite quantité d'acide sulfurique ; il se forme des gouttelettes huileuses à la surface de l'éther ; on décante à l'aide de l'entonnoir à robinet, puis on lave à l'eau alcalinisée pour enlever toute trace d'acidité ; on distille enfin avec l'huile, comme il est dit au Codex. Le bromure ainsi obtenu est chimiquement pur et ne donne plus d'élévation de température par addition d'acide sulfurique.

PARIS. — TYPOGRAPHIE A. HENNUYER, RUE DARCET, 7.

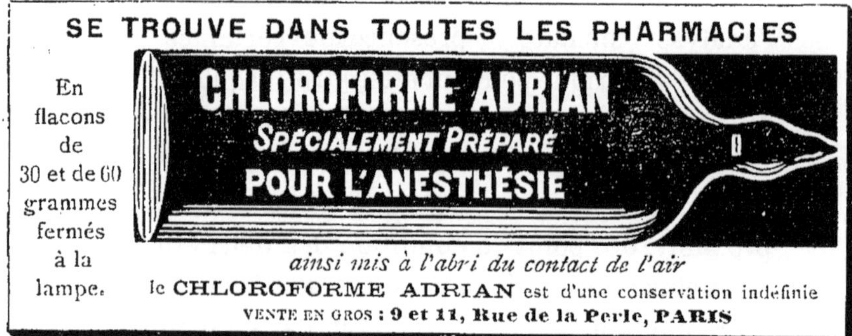

BROMURE D'ÉTHYLE

ADRIAN

SPÉCIALEMENT PRÉPARÉ

POUR PRATIQUER LES ACCOUCHEMENTS

SANS DOULEUR

SE VEND

EN FLACONS DE 30 GRAMMES

FERMÉS A LA LAMPE

(Modèle du chloroforme)

ÉTHER

ANESTHÉSIQUE

ADRIAN

CHIMIQUEMENT PUR

à 66 degrés.

PERCHLORURE DE FER

ADRIAN

Absolument neutre, pour la chirurgie.

PANSEMENTS ANTISEPTIQUES

DE LA

SOCIÉTÉ FRANÇAISE DE PRODUITS PHARMACEUTIQUES

ADRIAN ET Cie

Préparés d'après la méthode de Lister.

www.ingramcontent.com/pod-product-compliance
Ingram Content Group UK Ltd.
Pitfield, Milton Keynes, MK11 3LW, UK
UKHW021040200726
13857UKWH00005B/1837

9 782011 923554